TRAVAUX DU LABORATOIRE DE MÉDECINE EXPÉRIMENTALE

ÉTUDE

SUR LA LEUCOCYTOSE

TOTALE ET POLYNUCLÉAIRE

dans l'immunisation expérimentale

PAR LA TOXINE DIPHTÉRIQUE

PAR

Le Dr Raymond PRAT

Ex-Externe des Hôpitaux de Montpellier (Concours 1896),
Ex-Aide d'Anatomie à la Faculté de Médecine de Montpellier (Concours 1896),
Ex-Interne provisoire des Hôpitaux de Lyon (Concours 1899),

LYON

A. REY, IMPRIMEUR-ÉDITEUR DE L'UNIVERSITÉ

4, RUE GENTIL, 4

1901

ÉTUDE

SUR LA LEUCOCYTOSE

TOTALE ET POLYNUCLÉAIRE

dans l'immunisation expérimentale

PAR LA TOXINE DIPHTÉRIQUE

I

HISTORIQUE

C'est au leucocyte et à ses propriétés phagocytaires que l'école de Metchnikoff a attribué le rôle essentiel de la défense de l'organisme contre les infections; Rieder[1] résume la question et les travaux qu'elle a suscités dans sa thèse en 1892.

Mais déjà en 1891 avec Massart et Bordet[2], puis en 1894 avec Chatenay[3] et en 1899 avec Besredka[4], on

[1] Rieder, *Beitrage zur die Kentniss der Leucocytose*, Leipzig-Vogel, 1892.

[2] Massart et Bordet, *Ann. de l'Institut Pasteur*, juillet 1891.

[3] Chatenay, *Réactions leucocytaires vis-à-vis de certaines toxines végétales et animales* (th. Paris, 1894).

[4] Besredka, *Ann. de l'Institut Pasteur*, mars 1899.

voit s'affirmer, se préciser, s'élargir ce rôle de défenseur attribué au leucocyte : ce leucocyte n'est pas seulement sensible à l'invasion du microbe lui-même, mais il réagit encore aux effets des sécrétions de ce microbe, voire même à des toxines végétales telles que la brucine et à des poisons minéraux tels que certains composés arsenicaux.

L'étude des maladies infectieuses parut au premier abord confirmer de tout point cette manière de voir. La thèse de Kikodze[5], les recherches de Vaillard et Vincent[6] sur le tétanos, de Cantacuzène[7] sur le choléra, les expériences de Verigo[8] sur le bacille pyocyanique, la tuberculose aviaire et le charbon, Paulowsky et Maksutoff[9] dans un travail fait au laboratoire de pathologie de Kieff sur l'actynomycose, les travaux d'Ewerard, Massart et Demoor [10], la thèse de Chatenay[11] arrivent aux conclusions suivantes : dans la plupart des infections, l'hyperleucocytose progressive indique une défense victorieuse de l'organisme attaqué, l'hypoleucocytose est au contraire un signe de mauvais

[5] Kikodze, *Anat. pathol. du sang dans l'inflam. fibrineuse des poumons* (th. Saint-Petersbourg, 1890).

[6] Vaillard et Vincent, *Annales de l'Institut Pasteur*, janvier 1891.

[7] Cantacuzène, *Recherches sur le mode de destruction du vibrion cholérique dans l'organisme*, Paris, 1894.

[8] Verigo, *Ann. de l'Institut Pasteur,* juillet 1891.

[9] Paulowsky et Maksutoff, cités par Nicolas et P. Courmont.

[10] Ewerard, Massart et Demoor, *Ann. de l'Institut Pasteur*, février 1893.

[11] Chatenay, *loco citato*.

pronostic. Ce sont les mêmes conclusions que formule Achalme[12] dans le dernier chapitre de son livre sur l'immunité dans les maladies infectieuses.

Cependant l'étude de certaines infections vint jeter le trouble dans les notions acquises et trop hâtivement acceptées. Les remarques des cliniciens et les expériences sur la leucocytose au cours des infections typhoïdiques (Jachs[13]), rubéoliques (Rieder[14]) pneumoniques (Tchistowich[15]) diphtériques (Gabritchewsky[16]) aboutirent à cette nouvelle notion que, dans les infections considérées, contrairement à l'opinion généralement admise, l'hyperleucocytose indiquait plutôt une marche anormale, maligne, rendant le pronostic défavorable.

Dans une troisième période, le mémoire de M. Vincent[17] pour la fièvre intermittente, les travaux de Stiénon[18] pour la fièvre typhoïde, rendaient à la théorie leucocytaire et à la loi de Metchnikoff la légitimité qu'on leur avait contestée.

Pour la diphtérie les résultats furent contradictoires dès le début et, de nos jours encore, les auteurs sont loin d'être d'accord.

[12] Achalme, Immunité dans les maladies infectieuses *(Bibl. Charcot Debove,* 1874).

[13] Jachs, *Centrablatt für klin. Med.*, 1892.

[14] Rieder, *Münch, medic. Wochenschrift,* n° 511, 1892.

[15] Tchistowitch, *Archiv. des sciences biol.*, n° 5, t. II, 1893.

[16] Gabritchewsky, *Ann. de l'Institut Pasteur*, octobre 1894.

[17] Vincent, *Ann. de l'Institut Pasteur*, décembre 1877.

[18] Stienon, *Ann. de la Soc. roy. de Bruxelles,* t. IV, f. 1 et 2, 1896.

Bouchut et Dubrisay[19], Cuffer, Lecorché, Talamon et Binaut[20] arrivèrent d'abord à des résultats fort différents. Mais en 1894, avec Gabritchewsky[21] la question quitte le domaine clinique pour entrer sur le terrain expérimental. Gabritchewsky arrive à des conclusions nettement opposées aux idées metchnikoviennes. En effet, l'auteur constate une hyperleucocytose progressive et très élevée dans les cas mortels d'infection diphtérique, une hyperleucocytose légère suivie d'un prompt retour à la normale ou une leucocytose nulle dans les cas suivis de guérison.

Chatenay[22] tire des conclusions d'un très petit nombre d'expériences et les résultats obtenus diffèrent pour chacune d'elles ; on peut lui reprocher d'autre part de n'avoir pas fait des numérations simultanées chez des animaux neutres, et d'avoir omis ainsi de nous fixer les variations physiologiques qu'on peut observer dans le nombre des globules blancs d'un sang normal.

En 1897, MM. Nicolas et P. Courmont[23] reprennent l'étude de la leucocytose dans le cours de l'intoxication expérimentale par la toxine diphtérique et dans l'immunisation.

Après avoir étudié les variations leucocytaires phy-

[19] Bouchut et Dubrisay, *Comptes rendus hebd. de l'Acad. des Sc.*, 1877, t. LXXXV.

[20] Cuffer, Lecorché, Talamon, cités par Nicolas et P. Courmont.

[21] Gabritchewsky, *loco citato.*

[22] Chatenay, *loco citato.*

[23] Nicolas et P. Courmont, *Arch. de méd. expérimentale*, juillet 1897.

siologiques qu'on peut observer chez le lapin et le cheval, variations qui peuvent atteindre le chiffre de 5 à 6000 globules, considérant simultanément et constamment des animaux neufs témoins, MM. Nicolas et P. Courmont arrivent aux conclusions suivantes :

« Dans l'intoxication rapide par doses massives de « toxine diphtérique, le lapin ne présente jamais d'hy- « poleucocytose ; c'est le plus souvent une hyperleu- « cocytose très légère et plus rarement une hyperleu- « cocytose extrêmement élevée qui traduit la réaction de « l'organisme à l'intoxication. Dans les deux cas, le « fait semble s'expliquer de la façon suivante : l'orga- « nisme véritablement sidéré par le poison, ou bien ne « réagit pas, ou bien réagit d'une façon démesurée.

« Les variations leucocytaires ne sont donc pas aussi « constantes, ni aussi régulières que d'autres symp- « tômes de cette intoxication massive, les variations « thermiques par exemple ou la rapidité presque tou- « jours égale de la mort.

« Dans l'intoxication lente avec des doses fragmen- « tées de toxine, le lapin réagit d'une façon différente :

« Rarement cette intoxication lente s'accompagne « d'hypoleucocytose qui ne semble pas d'ailleurs un « phénomène favorable. Presque toujours elle produit « une hyperleucocytose dont le degré est variable plu- « tôt selon la susceptibilité de l'animal que selon la « dose injectée. Si la mort survient rapidement, l'hy- « perleucocytose, est ordinairement progressive ; si « l'animal survit un certain temps, le nombre des glo- « bules blancs subit des oscillations considérables, se « prolongeant longtemps après la dernière injection.

« La réaction leucocytaire est souvent parallèle à la « réaction thermique, mais ordinairement plus pro« longée que cette dernière ; ce sont deux symptômes « d'intoxication.

« L'absence fréquente de réaction leucocytaire no« table dans l'intoxication rapide, la constance de l'hy« perleucocytose dans l'intoxication lente par des doses « faibles de toxine diphtérique, doivent faire considérer « l'hyperleucocytose comme une réaction de défense « de l'organisme au cours de l'intoxication.

« Au cours d'une longue immunisation contre la « toxine diphtérique, on n'observe pas ou très rare« ment de réaction leucocytaire notable chez le cheval, « soit au début, soit à un stade avancé de la période « des injections et même dans les premières heures « qui suivent celles-ci.

« Les modifications de l'organisme qui produisent « l'immunité semblent donc pouvoir s'effectuer en « dehors de toute variation appréciable du nombre des « leucocytes.

« Par conséquent, et l'hyperleucocytose étant un « symptôme d'intoxication grave, une élévation mar« quée du nombre des leucocytes, au cours de l'immu« nisation, indique qu'on a injecté des doses trop fortes « et dangereuses de toxine. »

Rapport direct et proportionnel de la leucocytose et de l'intoxication diphtérique, c'était aussi ce que soutenaient Engel[24] et Billings[25] en clinique, quelques mois avant.

[24] Engel, Hämatolog. Beitrag. z. Pronos. d. Diphter. (*Allgem. med. Centralzeitung*, 1896, n° 56).

[25] Billings, *Medical Record,* avril 1896.

Mais voici que, dans un travail paraissant répondre tout particulièrement aux expériences de MM. Nicolas et P. Courmont, M. Besredka[26] entreprend de nouvelles recherches sur les variations leucocytaires dans la diphtérie. Trois lapins et une chèvre sont soumis à l'observation ; en voici les résultats :

« Dans l'intoxication lente, tuant en plusieurs jours, « la marche des polynucléaires est représentée par des « courbes à oscillations assez étendues, ayant pour « caractère essentiel de se maintenir toujours au-dessus « du taux normal et de ne s'interrompre à aucun « moment de l'intoxication.

« Au cours de l'immunisation, la réaction leucocy- « taire est très manifeste surtout pendant les premières « heures et jours qui suivent l'infection. »

Donc, d'après M. Besredka, dans l'intoxication diphtérique, ce ne serait plus une variation quantitative totale qu'on noterait à la numération des leucocytes d'un sujet soumis à l'immunisation, mais une variation quantitative spécialisée à une seule sorte de leucocytes, une augmentation des polynucléaires, une hyperpolynucléose.

Or le globule blanc polynucléaire, ou à noyau lobé, étant pour l'école de Metchnikoff l'élément essentiellement phagocytaire et défenseur de l'organisme, la diphtérie rentrerait et resterait dans la loi posée par le maître, et la théorie cellulaire de l'immunisation serait une fois de plus confirmée.

Deux mois plus tard, dans les *Comptes rendus de la*

[26] Besredka, *Ann. de l'Institut Pasteur*, mai 1898.

Société de biologie[27] et dans les *Archives de médecine expérimentale*[28], MM. Nicolas et P. Courmont faisaient une objection capitale aux expériences de M. Besredka : l'hyperpolynucléose de la chèvre de M. Besredka pourrait bien être un symptôme d'intoxication imputable aux trop fortes doses de toxine employées pour son immunisation. En effet, de l'aveu même de M. Besredka, la chèvre fut paraplégiée, malade, et le fait n'a rien d'étonnant, quand on considère que dans l'immunisation de cette chèvre de 21 livres, l'auteur se servait de doses de toxine bien plus considérables que celles qu'ont employées MM. Nicolas et P. Courmont dans l'immunisation du cheval.

Dernièrement M. Klitine[29] a étudié la leucocytose dans la diphtérie expérimentale. Dans certaines conditions expérimentales, l'auteur russe a obtenu les mêmes résultats que MM. Nicolas et P. Courmont ; il a pu faire supporter des injections répétées de toxine diphtérique à des cobayes, sans produire chez eux la moindre augmentation leucocytaire. Il est à regretter que l'auteur n'ait pas envisagé en particulier les polynucléaires ; il eût été aussi fort instructif de voir si le sérum des animaux injectés avait acquis quelque pouvoir immunisant ou préventif.

[27] Nicolas et P. Courmont, *Comptes rendus des séances de la Soc. de biol.*, 2 juillet 1898.

[28] Nicolas et P. Courmont, *Archives de méd. expérimentale*, juillet 1898.

[29] Klitine, *Archives des Sc. biologiques de Saint-Pétersbourg*, t. VII, fasc. 4, 1899.

De sorte que le problème persiste en ces termes dorénavant bien définis :

Dans l'immunisation expérimentale par la toxine diphtérique, par des doses faibles, peut-on éviter toute augmentation du nombre des leucocytes, quelle que soit la variété considérée ? L'hyperpolynucléose est-elle nécessaire à l'immunisation ? C'est la question que nous nous sommes proposé d'étudier dans ce travail, sans souci d'école, sans idée préconçue, laissant absolument à l'observation de faits nombreux, le soin de dicter nos conclusions.

II

PLAN GÉNÉRAL DES EXPÉRIENCES ET TECHNIQUE

Peut-on obtenir par la toxine diphtérique une immunisation suffisante sans produire d'hyperpolynucléose chez les animaux soumis à cette immunisation ? Tel était le problème à résoudre.

Dans ce but, nous avons choisi trois espèces animales : chèvre, cheval, âne. Avant toute opération, nous avons déterminé la leucocytose normale de chacun de nos sujets. Nous avons ensuite soumis ces animaux à des injections de toxine diphtérique : celle-ci était moyennement active ; elle tuait en moins de quarante-huit heures à 1/20 de centimètre cube, un cobaye de 4 à 500 grammes. Les doses du début ont été excessivement faibles, et même la toxine était atténuée par l'addition d'une quantité déterminée de solution de lugol: les injections ont été raisonnablement espacées, et ce n'est que progressivement que nous avons atteint des doses plus fortes. Nous nous sommes arrêté le jour où l'immunisation nous a paru probable, par l'absence totale de réaction apparente de la part de nos animaux aux dernières doses assez fortes de toxine injectées.

C'est ainsi qu'ont été traités :

1° Une chèvre A — Elle a reçu en soixante-dix-huit jours et en 19 injections, 80 centimètres cubes de toxine pure ; la première injection avait été de 1/500 de centimètre cube de toxine pure additionnée de lugol ; la dernière s'est élevée à 17 centimètres cubes de toxine pure.

2° Une jument B. — Celle-ci a reçu en soixante-treize jours et en 15 injections, 79 centimètres cubes de toxine pure ; la première injection avait été de 1/4 de centimètre cube de toxine pure additionnée de lugol ; la dernière a été de 17 centimètres cubes de toxine pure.

3° Un âne C. — Cet âne a reçu en soixante-dix jours et en 21 injections, 116 centimètres cubes de toxine pure ; la première injection était de 1/20 de centimètre cube de toxine pure additionnée de lugol ; la dernière s'est élevée à 17 centimètres cubes de toxine pure.

4° Un âne D. — Cet âne a reçu en soixante-douze jours et en 23 injections, 446 centimètres cubes de toxine pure et 145 centimètres cubes de sérum antidiphtérique ; la première injection a été de 1 centimètre cube de toxine pure ; on a injecté simultanément, mais à distance et en un autre point de la peau, 10 centimètres cubes de sérum antidiphtérique ; la dernière injection a été de 45 centimètres cubes de toxine pure et de 5 centimètres cubes de sérum.

5° Un âne E. — Celui-ci a reçu en soixante-douze jours et en 23 injections, 447 centimètres cubes de toxine pure et 145 centimètres cubes de sérum antidiphtérique. Ici, toxine et sérum étaient mélangés préalablement, la première injection était de 1 centimètre cube de toxine pure, plus 10 centimètres cubes de sérum ; la dernière s'est élevée à 45 centimètres cubes de toxine, plus 5 centimètres cubes de sérum.

Dans ces deux derniers cas, nous voulions voir si l'adjonction de sérum, injecté à distance ou préalablement mélangé à la toxine, en nous permettant l'usage de doses très élevées de cette dernière, nous donnerait une immunisation plus rapide, ou des sérums plus actifs dans un même laps de temps d'immunisation.

Les animaux en expérience ont été minutieusement surveillés ; leur température a été prise matin et soir. A partir de la première injection, les numérations leucocytaires furent faites soit le jour même de l'injection, soit le lendemain ou le surlendemain. Pour chaque animal, nous fîmes, à certain jour, des numérations répétées dans les premières heures qui suivaient les injections, afin de ne laisser échapper aucune variation immédiate ou passagère.

La technique que nous avons suivie dans nos numérations globulaires est la suivante : Nous faisons, en premier lieu, une numération totale des globules blancs à l'aide de l'appareil et de la méthode de Malassez, légèrement modifiée.

Au lieu de nous servir du sérum artificiel pour diluer le millimètre cube de sang aspiré dans la pipette-mélangeur de Potain, nous avons fait usage du liquide de Thomas-Zeiss, qui dissout l'hémoglobine des globules rouges et ne laisse ainsi apparents que les globules blancs. La meilleure formule de ce liquide nous paraît être la suivante :

Acide acétique. . . . 75 centigrammes.
Chlorure de sodium . . 75 —
Eau distillée. . . . . 100 grammes.

Nous colorons ce liquide par XX ou XXX gouttes de violet de gentiane à 2 gr. 50 pour 1000. Il est utile de filtrer la solution toutes les fois qu'on va l'employer, en renforçant son pouvoir colorant par quelques gouttes de la solution de violet.

De cette façon, on peut d'emblée établir le nombre total des leucocytes et celui des polynucléaires contenus dans un centimètre cube du sang examiné. C'est ce que nous avons appelé la méthode humide.

Nous avons mis aussi à contribution la méthode des préparations sèches bien exposée par Jolly[30] et par Rey[31]. Plus loin, dans nos tableaux, en verra en regard les chiffres donnés par la méthode humide et par la méthode sèche ; elles ont toutes deux des résultats comparables, et peuvent réciproquement se vérifier en se confirmant.

Dans la préparation de nos lamelles sèches, nous avons essayé le fixage au sublimé en solution saturée ; mais nous lui avons préféré l'alcool éther.

Pour la coloration des noyaux, les hématéines allemandes nous ont donné de meilleurs résultats que les hématéines françaises. L'éosine en solution aqueuse au centième, agissant pendant quarante secondes, colore

[30] Jolly, *Etude clin. et expér. de la leucotytose dans l'érysipèle* (th. Paris, 1898.)

[31] Rey, *Recherches sur la val. morph. et la signifcat. des diff. types de gl. blancs* (th. Paris, 1899).

suffisamment les globules rouges et le protoplasma des globules blancs.

MM. Jolly[32], Nicolas et P. Courmont[33] ont appelé l'attention sur les causes d'erreur qui peuvent venir fausser les résultats des numérations : trop petit nombre des éléments considérés par rapport au nombre absolu et total, influence de la température externe, réaction inflammatoire entraînée par les blessures répétées sur la région où l'on prend le sang, âge du sujet, moment de la digestion...

Pour nous mettre à l'abri de ces causes d'erreur, nous avons fait de nombreuses numérations et, dans nos tableaux, chaque chiffre représente une moyenne de huit à dix numérations successives sur un même échantillon de sang ; nos expériences ont été faites à la température à peu près constante du laboratoire et à des intervalles de temps assez espacés pour éviter les mouvements hyperleucocytaires qui se passent au niveau des régions récemment traumatisées.

MM. Nicolas et P. Courmont avaient constaté que la leucocytose normale peut varier d'une façon très notable d'un jour à l'autre chez un animal sain ; c'est ainsi que, chez le cheval normal, non inoculé, ces deux auteurs trouvèrent des variations physiologiques atteignant les chiffres de 7 à 8000 par centimètre cube ; nous-même avons fait cette constatation chez le lapin normal et neutre. Ceci nous amène à ne considérer comme anormales que des variations très nettes et bien marquées dans le nombre des leucocytes.

[32] Jolly, *Archives de méd. expérimentale*, 1896.

[33] Nicolas et P. Courmont, *loco citato.*

Dans les tableaux qui vont suivre, nous rapportons tout au long l'observation de chacun de nos animaux, avec leurs températures quotidiennes, les jours et la dose des injections, les jours des numérations et les nombres de leucocytes et polynucléaires obtenus par les méthodes humide et sèche, le pourcentage des polynucléaires à chaque numération et les accidents survenus au cours de l'immunisation. Mais pour que le lecteur puisse suivre plus facilement ces expériences, en embrasser d'un simple et rapide coup d'œil toutes les conditions et tous les éléments, en voir tout de suite l'interprétation, nous avons fait pour chaque animal un tracé à trois courbes.

Sur la ligne des coordonnées on lit le jour de la numération, celui de l'injection et la dose injectée. Sur la ligne des abcisses, à gauche, sont les chiffres correspondant au nombre des leucocytes; à droite, les chiffres indiquant les températures.

La courbe thermique, ordinairement la plus élevée, est représentée par des points noirs réunis par des traits pleins.

La courbe de la leucocytose totale est composée de cercles dont les centres sont réunis par des traits pleins.

La courbe de la polynucléose, la plus basse, est formée d'étoiles à cinq pointes réunies par des tirets.

Enfin, au bas du tracé, le pourcentage des polynucléaires devient évident à première vue, en considérant le rapport qui existe entre la hauteur des colonnes noires et l'échelle graduée située à gauche du tableau.

Vingt-six jours après la dernière injection, tous nos animaux ont été saignés ; les sérums ont été soigneusement recueillis, et nous avons mesuré les pouvoirs antitoxique et immunisant de chacun d'eux. La lecture du chapitre suivant nous montrera que l'immunisation avait atteint un degré fort satisfaisant.

III

EXPÉRIENCES ET OBSERVATIONS

Nos expériences ont donc porté sur une chèvre, une jument et trois ânes; ces cinq animaux ont été progressivement immunisés sans présenter d'accident sérieux ; par des numérations régulièrement espacées, nous avons suivi leur courbe leucocytaire. Leur sérum a été recueilli vingt-six jours après la dernière injection; le pouvoir antitoxique et préventif de ces sérums a été mesuré ; voici l'exposé de nos observations :

A. Chèvre grise, à longs poils, pesant 82 livres. Tracé n° 1.

On commence les injections le 12 juin 1900 ; elles sont faites tous les deux ou trois jours sous la peau du flanc. On débute par 1/500 de centimètre cube de toxine pure additionnée de solution de Lugol, et on s'élève progressivement jusqu'à 17 centimètres cubes de toxine pure, en une seule injection, le 24 août. On arrête là l'expérience. La dose totale injectée fut de 80 centimètres cubes de toxine pure en soixante-dix-huit jours.

Deux numérations des leucocytes sont faites avant le début des injections. Dans le tableau suivant, qui est la fidèle observation de cette première expérience, nous rapprochons les jours de numération et des injections, la quantité de toxine injectée, le nombre total des leucocytes et celui des polynucléaires obtenus par les deux méthodes humide et sèche dont nous avons parlé dans le chapitre précédent ; nous y joignons aussi une colonne pour les pourcentages. Le tracé n° 1 représente d'une façcon plus frappante et plus complète tous ces éléments, courbe thermique, courbe leucocytaire, courbe des polynucléaires et pourcentages ; les chiffres sont ceux que nous avons obtenus par la méthode des lamelles sèches, la plus ordinairement employée.

NUMÉRATIONS ET INJECTIONS		LEUCOCYTOSE TOTALE	POLYNUCLÉOSE		POURCENTAGE	
			Méth. humide	Méth. sèche	Méth. humide	Méth. sèche
8 juin.	Num. normale .	8000	5300	3500	66	43
9 —	—	8200	5000	4000	60	48
12 —	I. 1/500 tox.-lugol					
13 —	Num.	6200	2600	3000	41	48
15 —	I. 1/250 tox.-lugol					
16 —	Num.	6000	2800	3900	46	65
18 —	I. 1/500 tox. pure					
19 —	Num.	5700	2600	2700	45	47
24 —	I. 1/250 tox. pure					
25 —	Num.	6600	2700	2000	40	50
28 —	Inj. 1/100					
28 —	Num.	4600	1700	2000	37	43
2 juil.	Inj. 1/20					
6 —	Num.	5600	2200	1900	39	33
11 —	Inj. 1/10					
14 —	Num.	7800	2800	4000	36	51

NUMÉRATIONS ET INJECTIONS		LEUCOCYTOSE TOTALE	POLYNUCLÉOSE Méth. humide	POLYNUCLÉOSE Méth. sèche	POURCENTAGE Méth. humide	POURCENTAGE Méth. sèche
17 —	Inj. 2/10					
17 —	Num	6100	2200	2700	36	40
19 —	Inj. 3/10					
20 —	Num.	7700	3800	3900	48	50
20 —	Inj. 1/4					
21 —	Num.	7200	3600	3000	50	40
23 —	Inj. 1/2					
23 —	Num.	5600	2700	2600	48	46
25 —	Inj. 1					
26 —	Num.	5900	2800	2000	47	33
27 —	I. 1 1/2 tox. pure					
28 —	Num.	6600	3000	3100	45	46
30 —	Inj. 2 2/0					
30 —	Num.	6200	2200	3000	35	48
1er août	Inj. 3 1/2					
1er —	Num.	4200	1000	2000	23	46
3 —	Inj. 5					
3 —	Num.	7300	3000	3500	41	47
5 —	Inj. 7					
6 —	Num.	7600	2600	2900	34	38
8 —	Inj. 15					
8 —	Num.	6000	2800	3000	46	50
24 —	Inj. 17					

Le 6 juillet, quatre numérations furent faites le même jour, l'une avant, les autres après l'injection de ce jour-là, dans le but de ne pas laisser échapper les variations immédiates possibles des leucocytes.

Voici le résultat de ces quatre numérations :

6 JUILLET	LEUCOCYTOSE TOTALE	POLYNUCLÉOSE		POURCENTAGE	
		Méth. hum.	Méth. sèche.	Méth. hum.	Méth. sèche.
Avant l'injection. . .	5600	2200	1900	39	33
I. de 1/20 cc. tox. pure					
Num. 2 h. ap. . . .	6500	3408	2500	52	38
— 4 h. ap. . . .	5200	1800	2600	34	50
— 6 h. ap. . . .	6300	3108	3100	48	48

Nous avons mesuré les propriétés du sérum de cette chèvre saignée le 18 septembre, vingt-six jours après la dernière injection.

a) *Pouvoir préventif.* — Trois cobayes reçoivent le 21 septembre dans le tissu cellulaire sous-cutané, respectivement le 1/5000, 1/10.000, 1/20.000 de leur poids du sérum de cette chèvre. Vingt-quatre heures après, le 22 septembre, ils sont inoculés, ainsi qu'un cobaye témoin, avec 1/4 de centimètre cube d'une culture en bouillon de bacilles de Lœffler âgée de vingt-quatre heures.

Le cobaye témoin meurt en moins de trente-six heures. Le cobaye ayant reçu le 1/20.000 de son poids de sérum meurt le 28 septembre, soit en cinq jours et demi. Les deux autres survivent encore au bout de dix-huit jours et paraissent en excellente santé.

Le sérum a donc un pouvoir préventif supérieur à 1/10.000 et un peu inférieur à 1/20.000.

b) *Pouvoir antitoxique.* — Quatre cobayes reçoivent, dans le tissu cellullaire, des mélanges de toxine diphtérique, de sérum et d'eau salée, faits suivant la méthode d'Ehrlich. Dans ces mélanges, les doses de sérum de chèvre ont été telles qu'elles correspondaient suivant les animaux, à 1, 10, 20 et 50 unités antitoxiques.

Le cobaye ayant reçu une quantité de sérum correspondant à 50 unités antitoxiques a présenté un peu de gonflement de la cuisse, mais il survit. Les trois autres n'ont même pas présenté de gonflement. Donc, le sérum de la chèvre a plus de 20 unités antitoxiques par centimètre cube et moins de 50 unités. Son pouvoir antitoxique ne doit pas être très au-dessous de ce chiffre, car le cobaye n'a eu qu'une tuméfaction assez passagère et il a survécu.

Les pouvoirs préventif et antitoxique du sérum de cette chèvre, sans être très élevés, sont cependant suffisants pour prouver que cet animal avait acquis une immunité notable, au point de vue tant préventif qu'antitoxique de ses humeurs.

En résumé, cette chèvre a reçu, en soixante-treize jours, 80 centimètres cubes de toxine pure, et 17 centimètres cubes en une fois lors de la dernière injection; elle était donc assez fortement immunisée. Son sérum avait acquis un pouvoir préventif égal à 1/10.000 et un pouvoir antitoxique correspondant à plus de 20 unités par centimètre cube.

Dans toute la période des injections, nous n'avons observé aucune élévation anormale de la leucocytose, soit pour le chiffre total qui a oscillé de 4200 à 7700, sans atteindre jamais celui de 8200 observé avant les injections, soit pour le chiffre total des polynucléaires qui oscille de 1900 à 4000 sans dépasser ce chiffre observé avant les injections. Quant au pourcentage des polynucléaires, il oscille en général de 30 à 50 pour 100, c'est-à-dire au-dessous ou au niveau du chiffre normal observé (48 pour 100); une seule fois (le 16 juin, 5e jour) il s'est élevé à 65 pour 100, ce qui, pour la chèvre, parait un chiffre un peu élevé.

S'il se produit quelque modification leucocytaire pendant la période des injections, c'est plutôt une légère hypoleucocytose ((chiffre total, chiffre relatif et absolu des polynucléaires) avec oscillations toujours au-dessous de la normale. Un simple coup d'œil sur le tracé 1, le montre avec évidence.

B. Jument blanche, âgée de dix-sept ans. Taille, 1 m. 58. Tracé N° 2.

C'est le 12 juin 1900 qu'on commence les injections ; elles sont faites tous les trois ou quatre jours sous la peau du flanc. On commence par injecter de la toxine additionnée de lugol. On s'élève progressivement jusqu'à 17 centimètres cubes de toxine pure, en une seule injection, le 24 août, date de la fin de l'expérience. La dose totale injectée a été de 79 centimètres cubes de toxine pure en soixante-treize jours.

Deux numérations de leucocytes furent faites avant le début des injections. Nous donnons dans le tableau suivant les jours des numérations et des injections, les doses de toxine injectées, le nombre total des leucocytes et celui des polynucléaires obtenus par les méthodes sèche et humide, les pourcentages. La courbe thermique est représentée dans le tracé n° 2 qui synthétise l'observation.

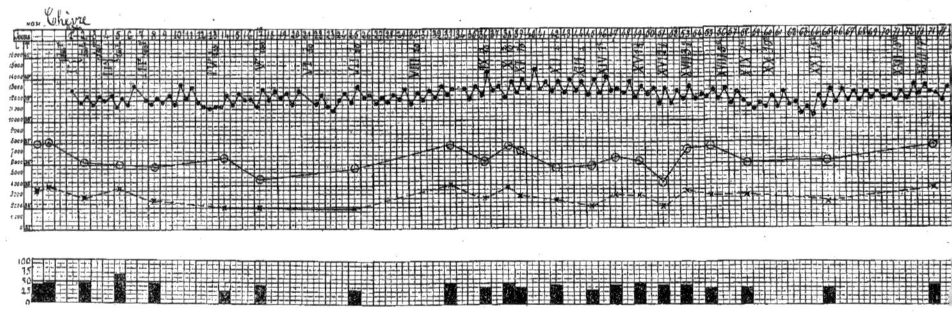

TRACÉ n° 1.

NUMÉRATIONS ET INJECTIONS	LEUCOCYTOSE TOTALE	POLYNUCLÉOSE		POURCENTAGE	
		Méth. hum.	Méth. sèche.	Méth. hum.	Méth. sèche.
9 juin Num. norm. . .	6400	5600	3500	56	54
11 — — . .	7100	4200	4400	59	61
12 — I. 1/4 tox.-lugol .					
13 — Numération . .	5600	2600	2800	45	50
15 — Inj. 1/2					
16 — Numération . .	5900	3300	3700	55	62
18 — Inj. 1/2.					
20 — Numération . .	9400	6000	5800	63	60
22 — — . .	8000	3400	4200	42	52
24 — Inj. 1/4 tox. pure					
25 — Numération . .	5300	2300	3400	43	64
28 — Inj. 1/2.					
28 — Numération . .	4800	2500	2300	52	47

A cette époque, la jument est atteinte ; elle est envoyée à l'Ecole vétérinaire pour y être soignée ; elle retourne douze jours après et l'expérience continue:

11 juil. Inj. 1/4 tox. pure.					
14 — Numération . .	5500	3000	2900	54	52

De nouveau la jument présente des symptômes d'angine aiguë avec fièvre ; on la renvoie à l'Ecole vétérinaire d'où elle revient guérie le 25 août. Nous reprenons à cette date la suite de nos observations.

25 — — . .	6000	3100	3000	51	50
25 — Inj. 1/4 tox. p.					
26 — Numération . .	8600	5000	4000	58	46
27 — Inj. 1/2.					
28 — Numération . .	7800	3700	3200	27	41

8 AOUT	LEUCOCYTOSE TOTALE	POLYNUCLÉOSE		POURCENTAGE	
		Méth. hum.	Méth. sèche.	Méth. hum.	Méth. sèche.
30 — Inj. 1.					
30 — Numération . .	4800	2300	2000	47	41
1 août Inj. 1 1/2.					
1 — Numération . .	5300	2700	2600	58	49
3 — Inj. 2 1/2.					
3 — Numération . .	6400	3200	3000	50	46
5 — Inj. 3.					
6 — Numération . .	6700	3000	3400	44	50
8 — Inj. 5.					
8 — Numération . .	4700	2400	2600	50	49
15 — Inj. 15.					
15 — Numération . .	6300		3100		51
24 — Inj. 17.					
24 — Numération . .	7800		4600		59

De plus, le 8 août quatre numérations furent faites, l'une avant, les trois autres après l'injection de ce jour, dans le but de ne pas laisser échapper les variations immédiates et passagéres de la leucocytose. Voici ces quatre numérations.

Avant l'injection. . .	4700	2400	2600	51	55
Inject. de 15 cc.					
Num. 2 h. ap. . . .	6000	2700	3200	45	53
— 4 h. ap. . . .	6500	3000	3100	46	47
— 6 h. ap. . . .	4700	2100	2300	45	48

Nous avons mesuré les propriétés du sérum de cette jument, saignée le 18 septembre, vingt-six jours après la dernière injection.

A. *Pouvoir préventif.* — Trois cobayes reçoivent le

21 septembre, sous la peau de la cuisse, le 1/5000, le 1/10000, le 1/20000 de leur poids de sérum. Vingt-quatre heures plus tard, ls 22 septembre, ils sont inoculés ainsi qu'un témoin avec 1/4 de centimètre cube d'une culture en bouillon de bacille de Lœffler, âgée de vingt-quatre heures.

Le cobaye témoin meurt en moins de trente-six heures (entre vingt-quatre et trente-six heures, dans la nuit), les trois autres survivent encore le 10 octobre, c'est-à-dire dix-huit jours plus tard, et paraissent en excellente santé ; ils n'ont pas de tuméfaction locale appréciable.

Ce sérum a donc un pouvoir préventif égal au moins à 1/20000, mais certainement supérieur.

B. *Pouvoir antitoxique.*—La détermination est faite suivant la méthode d'Ehrlich. Les doses de sérum mélangées à la toxine correspondent à des pouvoirs antitoxiques variant de 1 à 50 unités par centimètre cube. Des quatre cobayes inoculés, aucun n'a présenté de gonflement local. L'un, celui correspondant à 10 unités antitoxiques par centimètre cube est mort, sans lésion locale, en onze jours, tous les autres survivent dix-neuf jours après l'inoculation, le 10 octobre. On peut donc dire que le sérum de cette jument posssède au moins 50 unités antitoxiques par centimètre cube.

En résumé, cette jument a reçu en soixante-treize jours, 79 centimètres cubes de toxine diphtérique pure et 17 centimètres cubes à la dernière injection, sans accident quelconque. Elle est fortement immunisée, et son sérum préventif à 1/20.000 possède un pouvoir antitoxique, au moins égal à 50 unités par centimètre cube.

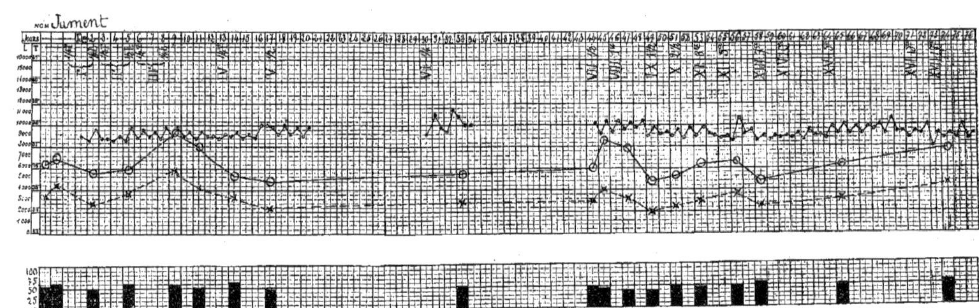

TRACÉ n° 2

Dans toute la période des injections, nous n'avons observé aucune élévation anormale de la leucocytose. Le chiffre total des leucocytes, qui était de 7000 environ avant les injections, est resté presque constamment ensuite au-dessous de ce chiffre ; les seuls résultats numériques un peu élevés (8000 et 9400) rentrent trop dans les limites des variations physiologiques pour qu'on doive en tenir compte. De même, le chiffre total ou relatif des polynucléaires s'est maintenu constamment à la normale observée avant les injections ou plutôt au-dessous.

Comme dans l'expérience sur la chèvre, s'il y a des variations leucocytaires dont en doive tenir compte, c'est plutôt une hypoleucocytose soit générale, soit polynucléaire ; c'est ce que montre parfaitement et très vite le tracé n° 2.

C. Ane gris d'Algérie, âgé de onze ans. Taille, 95 centimètres. Tracé n° 3.

Le 12 juin 1900, on commence les injections. Celles-ci sont faites tous les trois ou quatre jours, sous la peau du flanc. On commence par la dose de 1/20 de toxine, additionnée de solution de lugol, et, progressivement, on atteint la dose de 17 centimètres cubes de toxine pure, en une seule injection, le 24 août, jour où on arrête l'expérience. La dose totale injectée a été de 116 centimètres cubes de toxine pure en soixante-dix jours.

Deux numérations des leucocytes furent faites avant le début des injections. Voici, dans le tableau suivant, les jours des numérations et des injections, les quantités de toxine injectée à chaque fois, le nombre total des leucocytes et celui des polynucléaires obtenus par les méthodes sèche et humide, les pourcentages. La courbe thermique est représentée dans le tracé n° 3.

NUMÉRATIONS ET INJECTIONS	LEUCOCYTOSE TOTALE	POLYNUCLÉOSE		POURCENTAGE	
		Méth. hum.	Méth. sèche.	Méth. hum.	Méth. sèche.
6 juin. Num. normale .	11400	6900	6400	60	56
8 — — .	9400	5200	6000	54	64
12 — I. 1/20 + lugol.					
14 — Numération . .	7700	2900	3300	37	44
15 — Inj. 1/10.					
17 — Numération . .	10200	4500	3600	44	35
18 — Inj. 2/10.					
19 — Numération . .	8600	3900	4500	45	52
24 — Inj. 1/10 tox. p.					
26 — Numération . .	8000	3800	4100	47	51
28 — Inj. 2/10.					
28 — Numération . .	8900	4600	4300	51	48
2 juil. Inj. 1/4.					
6 — Numération . .	7300	3400	3880	46	52
11 — Inj. 1/2.					
14 — Numération . .	9300	4700	4300	50	46
17 — Inj. 3/4.					
18 — Numération . .	7500	2900	2900	38	38
19 — Inj. 1.					
20 — Numération . .	7300	3000	3800	41	52
20 — Inj. 1 1/2.					
21 — Numération . .	8100	4000	4000	49	49
23 — Inj. 2.					
23 — Numération . .	7600	3600	3800	47	50
25 — Inj. 3.					
26 — Numération . .	6700	3200	3300	47	49

NUMÉRATIONS ET INJECTIONS	LEUCOCYTOSE TOTALE	POLYNUCLÉOSE		POURCENTAGE	
		Méth. hum.	Méth. sèche.	Méth. hum.	Méth. sèche.
27 — Inj. 4.					
28 — Numération . .	8600	3900	4100	45	47
30 — Inj. 5.					
30 — Numération . .	7700	3200	2900	42	37
1 août Inj. 7.					
1 — Numération . .	7400	3200	3500	46	47
3 — Inj. 7.					
3 — Numération . .	7400	3500	3500	47	47
5 — Inj. 9.					
6 — Inj. 7.					
6 — Numération . .	8800	4000	4300	55	
8 — Inj. 10.					
8 — Numération . .	8200	3600	4000		
15 — Inj. 15.					
15 — Numération . .	13000				
24 — Inj. 17.					
24 — Numération . .	10000				

De plus, le 6 juillet, quatre numérations furent faites, l'une avant, les trois autres après l'injection de ce jour-là, dans le but de ne pas laisser échapper quelque variation passagère. Voici ces quatre numérations :

6 juillet. Avant l'inject.	7.300	3400	3800	46	32
Inj. 7 cc. tox. pure . .					
Num. 2 h. ap.	10.700	5000	4000	47	37
— 4 h. ap. . . .	7.200	3980	2900	55	40
— 6 h. ap.	8.900	3800	3800	44	42

Nous avons mesuré les propriétés du sérum de cet âne, saigné le 18 septembre, vingt-six jours après la dernière injection.

A. *Pouvoir préventif.* — Trois cobages reçoivent, le 28 septembre, sous la peau de la cuisse, le 1/20.000, le 1/30 000, le 1/50.000 de leur poids de sérum ; puis vingt-quatre heures après, le 29 septembre, ces trois animaux et un témoin sont inoculés, dans le tissu cellulaire avec 1/4 de centimètre cube d'une culture de bacilles de Lœffler, âgée de vingt-quatre heures.

Les résultats obtenus ont été les suivants : le cobaye témoin est mort en trente-six heures ; les trois autres sont encore vivants, le 10 octobre, c'est-à-dire douze jours après l'inoculation ; ces trois cobayes ont eu cependant, au point d'inoculation de la culture, une tuméfaction d'autant plus marquée qu'ils ont recu moins de sérum préventivement.

On peu donc dire que le sérum a un pouvoir préventif de 1/30.000 à peu près.

B. *Pouvoir antitoxique.* — Nous faisons le dosage du pouvoir antitoxique de ce sérum, suivant la méthode d'Ehrlich. Dans les mélanges, les doses de sérum d'âne ont été telles qu'elles correspondaient à 1, 10, 20, 50, 60, 70 et 80 unités antitoxiques par centimètre cube. De tous les cobayes inoculés, aucun n'a présenté de gonflement au point d'inoculation. Ce sérum d'âne est donc doué d'un pouvoir antitoxique correspondant au moins à 80 unités par centimètre cube.

En résumé, cet âne a reçu sans accident, en soixante-treize jours, 96 centimètres cubes de toxine pure et 17 centimètres cubes à la dernière injection. Il était donc fortement immunisé. Son sérum a, en effet, un pouvoir préventif égal, au moins à 1/50.000, et il possède au moins 80 unités antitoxiques par centimètre cube.

Comme pour les deux autres animaux, nous ne constatons pas d'élévation bien sensible des courbes leucocytaires. Si nous avons des courbes de leucocytose totale et polynucléaire d'un niveau général plus élevé, cela tient à ce que la leucocytose générale et polynucléaire était normalement plus élevée pour cet animal, avant les injections (11.400 leucocytes et 6400 polynucléaires). Nous considérons pour cela, comme une hyperleucocytose insignifiante le chiffre de 13.000 (15 août). Si nous envisageons l'ensemble de la courbe n° 3, nous trouvons un nombre de leucocytes (totaux et polynucléaires) et un pourcentage de polynucléaires plutôt abaissés par rapport à la normale constatée avant les injections; il paraîtrait donc y avoir eu hypoleucocytose et hypopolynucléose.

D. **Ane noir âgé de 9 ans, taille 1m02. Tracé n° 4.**

On commence les injections le 12 juin 1900. Sous la peau du flanc droit, on injecte de la toxine pure, et sur le flanc gauche du sérum antidiphtérique. Les deux premières injections simultanées sont de 1 centimètre cube de toxine pure et de 10 centimètres cubes de sérum. A la vingt-troisième et dernière injection, le 23 août, la dose de toxine pure s'est élevée à 45 centimètres cubes et la dose de sérum est de 5 centimètres cubes. On arrête là l'expérience. Les doses totales injectées sont de 446 centimètres cubes pour la toxine pure et de 145 centimètres cubes de sérum, en 72 jours.

Deux numérations des leucocytes sont faites avant

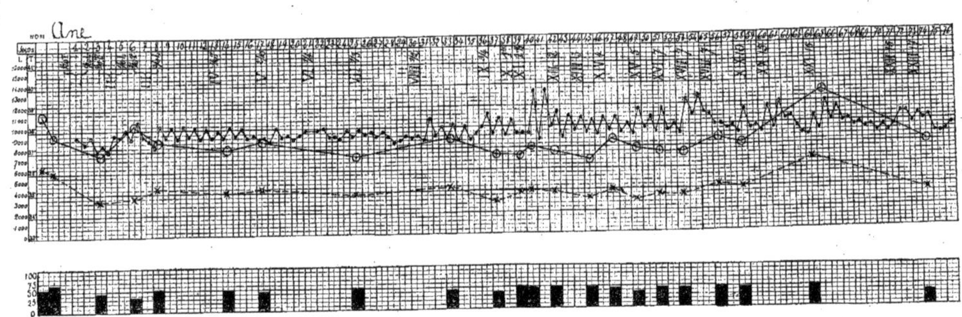

TRACÉ n° 3.

le début des injections. Dans le tableau qui suit, nous reproduisons fidèlement les jours des numérations et des injections, les doses de toxine injectées, le nombre total des leucocytes et celui des polynucléaires obtenus par les deux méthodes humide et sèche dont nous avons parlé dans le chapitre précédent ; nous y joignons aussi les pourcentages. Le tracé n° 4 représente d'une façon plus frappante et plus complète tous ces éléments, courbe thermique, courbe leucocytaire, courbe polynucléaire et pourcentages, les chiffres ayant été obtenus par la méthode sèche.

INJECTIONS ET NUMÉRATIONS	LEUCOCYTOSE TOTALE	POLYNUCLÉOSE		POURCENTAGES	
		Méth. hum.	Méth. sèche	Méth. hum.	Méth. sèche
8 juin. Numér. norm. .	8500	4700	5000	55	58
11 — — —	8200	5000	5500	61	68
11 — I. 1 cc.t.+10 cc.s.					
14 — Num.	10800	6300	5900	58	54
15 — I 2 cc.t.+10 cc.s.					
16 — Num.	11200	5700	5900	52	58
18 — I.3 cc.t.+10 cc.s.					
19 — Num.	9700	6000	6200	61	63
24 — I. 4 cc.t.+10 cc.s.					
26 — Num.	7000	2700	4300	38	61
28 — I. 5 cc.t.+10 cc.s.					
19 — Num.	8100	4500	4600	55	56
2 juil. I. 5 cc.t.+5 cc. s.					
6 — I. 6 cc.t.+5 cc. s.					
11 — I. 5 cc.t.+5 cc. s.					
14 — Num.	4400	1800	2000	41	46
17 — I. 7 cc.t.+5 cc. s.					
17 — Num.	6400	2200	3400	34	53
19 — I. 8 cc.t. +5 cc. s.					

INJECTIONS ET NUMÉRATIONS	LEUCOCYTOSE TOTALE	POLYNUCLÉOSE Méth. hum.	POLYNUCLÉOSE Méth. sèche	POURCENTAGES Méth. hum.	POURCENTAGES Méth. sèche
20 — Num.	7300	3200	3800	43	52
20 — I. 10 cc. t + 5 cc. s.					
21 — Num.	6300	2200	2300	34	35
23 — I. 15 cc. t. + 5 cc. s.					
23 — Num.	6200	2800	3000	45	48
25 — I. 15 cc. t. + o cc. s.					
26 — Num.	5800	2900	2800	50	49
27 — I. 20 cc. t. + 5 cc. s					
28 — Num.	6300	3900	3000	61	47
30 — I. 20 cc. t. + 5 cc. s.					
30 — Num.	6500	4100	2800	63	43
1er août I. 25 cc. t. + 5 cc. s.					
1er — Num.	5000	3100	2500	62	50
3 — I. 25 cc. t. + 5 cc. s. — Tuméfaction locale.					
3 — Num.	5200	2300	2400	44	46
5 — I. 25 cc. t. + 5 cc. s. — La tuméfaction persiste.					
6 — Num.	12.800	5300	»	41	»
8 — I. 30 cc. t. + 5 cc. s. — La tuméfaction a disparu.					
8 — Num.	7100	3000	»	42	»
10 — I. 40 cc. t. + 5 cc. s.					
14 — I. 40 cc. t. + 5 cc. s.					
21 — I. 40 cc. t. + 5 cc. s.					
23 — I. 45 cc. t. + 5 cc. s.					

Nous avons mesuré les propriétés du sérum de cet âne saigné le 19 septembre, 27 jours après la dernière injection.

A. *Pouvoir préventif.* — Trois cobayes reçoivent le 22 septembre dans le tissu cellulaire sous-cutané respectivement, le 1/5000e, 1/10.000e, 1/20.000e de leur poids de sérum de cet âne. Vingt-quatre heures après, le 23 septembre, ils sont inoculés ainsi qu'un cobaye témoin, avec 1/4 de centimètre cube d'une culture en bouillon de bacilles de Lœffler âgée de 24 heures.

Le cobaye témoin meurt en 44 heures. Le cobaye ayant reçu le 1/5000e de son poids de sérum meurt le 6 octobre, par conséquent en 12 jours ; celui qui reçut le 1/10.000e de son poids de sérum meurt le 29 septembre, c'est-à-dire en 6 jours. Enfin, le cobaye qui reçut le 1/20.000e de son poids de sérum meurt le 27 septembre, c'est-à-dire en 60 heures. Le sérum examiné a donc un pouvoir préventif de 1/10.000e au moins.

B. *Pouvoir antitoxique.* — Sept cobayes reçoivent dans le tissu cellulaire des mélanges de toxine diphtérique de sérum et d'eau salée, faits suivant la méthode d'Ehrlich. Dans ces mélanges, les doses de sérum d'âne ont été telles qu'elles correspondaient, suivant les animaux à 1, 10, 20, 50, 60, 70, 80 unités antitoxiques par centimètre cube. De ces cobayes inoculés, les quatre premiers ne présentent aucune réaction ; le cinquième et le sixième présentent de la rougeur au point inoculé, rougeur qui disparaît le lendemain ; le septième, vingt-quatre heures après l'injection présentait une tuméfaction locale très sensible, mais qui disparut aussi le lendemain. Le sérum d'âne considéré est donc doué d'un pouvoir antitoxique correspondant au moins à 50 unités.

En résumé, cet âne a reçu en 72 jours, 446 centimètres cubes de toxine pure dont 45 centimètres cubes en une seule fois, lors de la dernière injection. En sérum il a reçu en tout 145 centimètres cubes, en doses fractionnées et injectées en un autre endroit de la peau de l'animal.

Son sérum avait acquis un pouvoir préventif égal à 1/10.000^{e} et un pouvoir antitoxique correspondant à 50 unités par centimètre cube.

Or, si nous nous rappelons les pouvoirs préventif et antitoxique du sérum du petit âne gris C, nous voyons d'une façon péremptoire que l'on n'a aucun avantage à employer les mélanges d'antitoxine et de toxine ; au contraire, l'immunisation paraît s'opérer moins rapidement ; le fait n'a rien de surprenant après la lecture de la thèse de notre camarade Antoine [34] inspirée par notre très distingué maître, le professeur Arloing.

Quant à la courbe leucocytaire, si on jette un coup d'œil d'ensemble sur le tracé n° 4, on s'aperçoit que la leucocytose totale est restée constamment aux environs de son niveau normal et même au-dessous.

Cependant, une première fois, après la deuxième injection, et une seconde fois après la dix-huitième injection, nous avons eu une ascension notable de la leucocytose totale. De 8200, nous sommes montés au-dessus de 11.200 et de 5200 à 12.800 ; le pourcentage des polynucléaires n'a cependant pas varié en proportion. Or, à ces deux crochets de la courbe leucocytaire totale correspondent des élévations thermiques bien marquées ; aussi ne serions-nous pas loin de penser que cette hyperleucocytose passagère traduit un certain degré d'intoxication chez notre animal ; les doses de toxine du début ont été probablement d'emblée

[34] Antoine, — *Contribution à l'étude de l'immunisation rapide des animaux producteurs du sérum antidiphtérique*, (th. de Lyon, 1899).

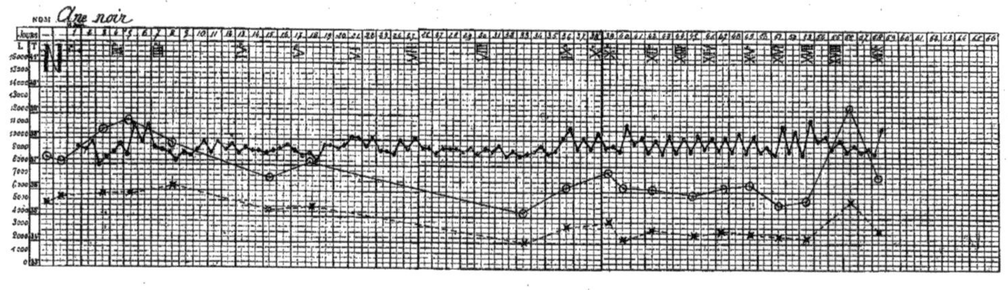

TRACÉ nº 4.

trop fortes et celles de la fin peut-être trop rapidement croissantes. Nous verrions là une confirmation nouvelle de cette opinion de MM. Nicolas et P. Courmont[35] « une élévation marquée du nombre des leucocytes au cours de l'immunisation indique qu'on a injecté des doses trop fortes et dangereuses de toxine ». Ou bien, seconde explication, nous pourrions rattacher cette hyperleucocytose aux effets, non pas de la toxine, mais du sérum ; le fait a été noté par M. Besredka[36] ; cet auteur a constaté que chez les enfants diphtériques soumis à la sérothérapie, les injections de sérum s'accompagnaient souvent d'hyperleucocytose.

E. **Ane marron, âgé de sept ans. Taille 1 m 08. Tracé nº 5.**

C'est encore le 12 juin 1899 que commencent les injections. On fait la première sous la peau du flanc droit de l'animal ; elle contient 1 centimètre cube de toxine pure mélangée préalablement avec 10 centimètres cubes de sérum antidiphtérique. A la vingt-troisième et dernière injection, qui a lieu le 23 août, on fait passer dans le tissu cellulaire sous-cutané de cet âne, 45 centimètres cubes de toxine pure additionnée de 5 centimètres cubes de sérum antidiphtérique. L'expérience s'arrête là. Les doses totales injectées sont de 446 centimètres cubes de toxine pure et de 145 centimètres cubes de sérum en soixante-douze jours.

Une numération des leucocytes est faite avant le début des injections. Le tableau qui suit donne les

[35] Nicolas et Courmont, *loco citato.*

[36] Besredka, *loco citato.*

jours des numérations et des injections, le nombre total des leucocytes et des polynucléaires obtenu par les deux méthodes humide et sèche ; les pourcentages forment les deux dernières colonnes. Le tracé n° 5, du reste, représente tous ces éléments, courbe thermique, courbes leucocytaire et polynucléaire, pourcentages, d'après la méthode sèche.

NUMÉRATIONS ET INJECTIONS		LEUCOCYTOSE TOTALE	POLYNUCLÉOSE		POURCENTAGE	
			Méth. humide	Méth. sèche	Méth. humide	méth. sèche
12 juin.	Numér. normale.	7800	4000	4300	51	55
12 —	I. 1 cc. t. + 10 cc. s.					
13 —	Num.	15000	8000	7200	53	58
15 —	I. 2 cc. t. + 10 cc s.					
16 —	Num.	7400	4500	4200	60	56
18 —	I. 3 cc. t. + 10 cc. s.					
19 —	Num.	7800	4000	3900	51	50
24 —	I. 4 cc. t. + 10 cc. s.					
26 —	Num.	5800	3100	2600	53	44
28 —	I. 5 cc. t. + 10 cc. s.					
29 —	Num.	7000	4000	3700	57	52
2 juil.	I. 5 cc. t. + 5 cc. s.					
6 —	I. 5 cc. t. +-5 cc. s.					
11 —	I. 5 cc. t. + 5 cc. s.					
14 —	Num.	6200	2700	3200	43	54
17 —	I. 7 cc. t. + 5 cc. s.					
17 —	Num.	6500	2400	3200	37	49
19 —	I. 8 cc. t. + 5 cc. s.					
20 —	Num.	8300	3300	4000	39	48
20 —	I. 10 cc. t. + 5 cc. s.					
21 —	Num.	6000	2800	2200	46	36
23 —	I. 15 cc. t. + 5 cc. s.					
23 —	Num.	6100	2200	2500	36	40

NUMÉRATIONS ET INJECTIONS		LEUCOCYTOSE TOTALE	POLYNUCLÉOSE Méth. humide	POLYNUCLÉOSE Méth. sèche	POURCENTAGE Méth. humide	POURCENTAGE Méth. sèche
25 —	I. 15 cc. t. + 5 cc. s.					
26 —	Num.	7300	3600	3500	49	47
27 —	I. 20 cc. t. + 5 cc. s.					
28 —	Num.	7000	3000	2500	42	35
30 —	I. 20 cc. t. + 5 cc. s.					
30 —	Num.	11.100	6900	5200	62	46
1er août	I. 25 cc. t. + 5 cc. s.					
1er —	Num.	6200	3400	3000	54	48
3 —	I. 25 cc. t. + 5 cc. s.					
3 —	Num.	52r0	2200	3000	42	57
5 —	I. 25 cc. t. + 5 cc. s.					
6 —	Num.	6900	3000	3200	43	46
8 —	I. 30 cc. t. + 5 cc. s.					
8 —	Num.	8000	3700	4000	46	50
10 —	I. 40 cc. t. + 5 cc. s.					
14 —	I. 40 cc. t. + 5 cc. s.					
21 —	I. 40 cc. t. + 5 cc. s.					
23 —	I. 45 cc. t. + 5 cc. s.					

Nous avons mesuré les propriétés du sérum de cet âne saigné le 19 septembre, vingt-sept jours après la dernière injection.

A. *Pouvoir préventif*. — Trois cobayes reçoivent le même jour, 23 septembre, dans le tissu cellulaire sous-cutané, respectivement le 1/5000, le 1/10.000, le 1/20.000, de leur poids de sérum de cet âne. Vingt-quatre heures après, le 24 septembre, ils sont inoculés, ainsi qu'un cobaye témoin, avec 1/4 de centimètre cube d'une culture en bouillon de bacilles de Lœffler, âgée de vingt-quatre heures.

Le cobaye témoin meurt en moins de soixante heures,

Le cobaye ayant reçu le 1/5000 de son poids de sérum meurt le 17 septembre, en moins de soixante heures ; les deux autres meurent aussi, à peu près dans le même intervalle de temps. Le sérum de cet âne a donc un pouvoir préventif inférieur à 1/5000.

B. *Pouvoir antitoxique.* — Quatre cobayes reçoivent dans le tissu cellulaire des mélanges de toxine diphtérique, de sérum et d'eau salée, faits suivant la méthode d'Ehrlich. Dans ces mélanges, les doses de sérum d'âne ont été telles qu'elles correspondaient à 1, 10, 20, 50 unités antitoxiques, par centimètre cube. Le premier cobaye ne présente aucune réaction d'intoxication. Le second et le troisième ont de la tuméfaction locale qui persiste jusqu'au troisième jour après l'injection ; le quatrième présente un œdème local considérable qui persiste encore le cinquième jour après l'injection. Le sérum de cet âne est donc doué d'un pouvoir antitoxique d'au moins 1 unité par centimètre cube.

Les pouvoirs préventif et antitoxique de sérum de cet âne, quoique faibles, prouvent cependant que cet animal avait acquis quelque immunité.

En résumé, cet âne a reçu, en soixante-douze jours, 446 centimètres cubes de toxine pure dont 45 centimètres cubes en une seule fois, lors de la dernière injection ; il avait reçu, en outre, 145 centimètres cubes de sérum, en doses fractionnées et mélangées au préalable avec la toxine. Son sérum avait acquis un pouvoir préventif voisin mais inférieur à 1/5000, et un pouvoir antitoxique correspondant environ à 1 unité par centimètre cube.

Cette dernière expérience d'immunisation sur l'âne marron E nous suggère les mêmes réflexions que nous avons exprimées au sujet de l'âne noir D. Dans les injections immunisantes, si on associe l'antitoxine à la toxine, soit qu'on fasse agir l'une et l'autre à distance par deux injections simultanées et éloignées, soit qu'on ait fait un mélange préalable, le résultat reste le même. L'immunisation est moins rapide, malgré les fortes doses de toxine injectées; elle paraît même être plus défavorablement influencée par le mélange préalable de la toxine et de l'antitoxine que par l'injection simultanée, mais à distance, de ces deux dernières. Tout se passe comme si la toxine était chimiquement neutralisée dans le sang (cas de l'âne noir D) ou *in vitro* (cas de l'âne marron E). Le peu d'immunisation résultant quand même serait le résultat de l'introduction de l'antitoxine dans l'économie et non l'effet de la toxine elle-même. On produirait ainsi non pas une immunité active, fruit de l'action de la toxine sur l'organisme vivant, mais une immunité passive résultant de la diffusion du sérum antitoxique dans les humeurs ; c'est du reste là une opinion qu'émettent MM. Arloing et Nicolas dans un travail qui doit incessamment paraître et que nous avons l'indiscrétion de citer.

La courbe leucocytaire que nous représente le tracé n° 5 nous rappelle encore celle du petit âne noir D.

La leucocytose totale reste constamment au-dessous ou aux environs de sa normale. Mais, après la première injection nous avons un énorme clocher ; de 7900, nous montons à 15.000 leucocytes ; les polynucléaires,

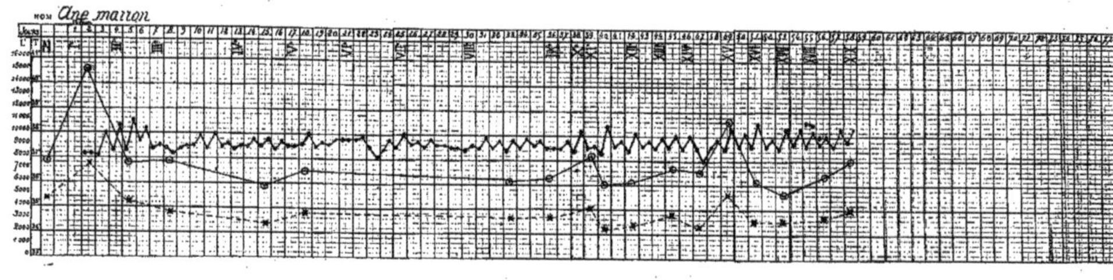

TRACÉ n° 5.

loin de suivre cette ascension, paraissent baisser dans leur pourcentage. De même, après la 15e injection, nous avons une ascension bien marquée allant de 7000 à 11.200. Le pourcentage des polynucléaires va de 35 à 45 pour 100. Et de nouveau à ces crochets de la courbe leucocytaire correspondent des élévations thermiques bien marquées. Ceci paraît confirmer l'opinion que nous avons émise, à propos de l'âne noir D, sur l'augmentation des leucocytes au cours d'une immunisation : ces mouvements hyperleucocytaires indiquent qu'on a injecté des doses trop fortes et dangereuses de toxine (immunisation active, Nicolas et P. Courmont) ; ils peuvent être aussi le fait de l'introduction dans l'économie de sérum antitoxique (immunisation passive, Besredka).

IV

INTERPRÉTATION DES EXPÉRIENCES

A l'heure actuelle, deux grandes méthodes de numération leucocytaire règnent en hématologie :

1° La méthode des lamelles sèches décrite dans la thèse de Joly[37] ;

2° La méthode humide ou extemporanée.

La *méthode des lamelles sèches* est d'une technique complexe ; les renseignements qu'elle donne sont assez restreints puisque, mononucléaires, polynucléaires et éosinophiles, tels sont les seuls éléments blancs que cette méthode nous permet de distinguer. En outre, l'étalement du sang en mince couche demande une certaine habileté qui ne s'acquiert que par l'habitude ; la fixation est plus ou moins parfaite, quel que soit le liquide employé ; enfin, si l'éosine colore parfaitement les globules rouges et les granulations protoplasmiques acidophiles, l'hématéine est très inégale dans la façon dont elle colore les noyaux. Du reste, le procédé est long et sied plutôt à l'observateur du laboratoire qu'au clinicien au lit du malade.

[37] Jolly, *loc. cit.*

La *méthode humide* paraît être la méthode clinique de choix. Recueillir par une piqûre 1 millimètre cube de sang, le mélanger dans la pipette au liquide de Thomas Zeis coloré et faire quelques numérations de cette dilution, c'est l'affaire de quelque demi-heure, et voilà le clinicien renseigné sur la leucocytose totale et polynucléaire du sujet examiné. Les résultats que donne cette méthode sont peut-être restreints ; mais, en clinique, on établit d'ordinaire un diagnostic non pas tant sur un signe rigoureusement observé que sur une foule de symptômes qui se corroborent.

Pour notre compte, nous avons mis à contribution la méthode des lamelles sèches et la méthode humide afin de les contrôler l'une par l'autre, et nous avons eu la satisfaction de voir que leurs résultats concordaient dans une juste mesure. Nos tableaux en font preuve.

De nos cinq expériences nous pouvons maintenant tirer des conclusions et, pour faciliter cette tâche, nous avons partagé nos animaux en deux lots : d'une part, ceux qui ont reçu de la toxine pure exclusivement, c'est-à-dire la chèvre A, la jument B, le petit âne gris C. D'autre part, les deux qui ont reçu de la toxine et du sérum antidiphtérique, c'est-à-dire, l'âne noir D et l'âne marron E.

Nos trois premiers animaux ont été immunisés d'une façon largement satisfaisante, comme le montre l'évaluation des pouvoirs antitoxique et préventif de leurs sérums. Cette immunisation a été obtenue par l'emploi de doses de toxine suffisamment faibles et progressivement croissantes. Les numérations successives que nous avons faites sur le sang de nos sujets soumis à l'expérience, nous ont donné constamment pour la leucocytose totale et polynucléaire, des chiffres toujours inférieurs à la normale. Il semble donc que l'immunisation expérimentale par la toxine diphtérique puisse s'effectuer en dehors de toute élévation notable du nombre des leucocytes du sang et notamment du nombre relatif ou absolu des polynucléaires. L'ensemble des variations leucocytaires au cours de l'immunisation donnerait plutôt de l'hypoleucocytose. Nos tracés sont assez significatifs sur ce point.

Si nous considérons notre second lot, c'est-à-dire l'âne noir et l'âne marron, voici ce que nous remarquons :

Les courbes leucocytaires restent en général au-dessous de la normale ; il y a plutôt hypoleucocytose. Mais cette hypoleucocytose n'est pas aussi accentuée, ni aussi constante que pour les animaux du premier lot. Deux fois en outre les courbes s'élèvent à des chiffres un peu forts. A ces élévations leucocytaires correspondent sur les tracés 4 et 5 des élévations thermiques très sensibles. De sorte qu'en se rappelant les expériences de MM. Nicolas et P. Courmont sur l'intoxication lente par la toxine diphtérique, on est tenté de considérer ces mouvements hyperleucocytaires et ces hyperthermies comme des signes d'intoxication. Les doses de toxine employées au début ont été d'emblée trop fortes malgré l'adjonction de sérum, et celles de la fin étaient aussi exagérées, vu le peu d'immunité que les animaux avaient acquis, comme l'a démontré l'évaluation du pouvoir préventif et antitoxique du sérum.

Enfin, second fait qui se dégage de l'observation de

nos deux ânes, c'est l'inutilité de l'adjonction de sérum à la toxine au cours d'une immunisation. L'association du sérum antidiphtérique à la toxine dans le but de hâter et de favoriser le développement de l'immunité active chez les animaux est absolument sans valeur. Les animaux ainsi traités n'acquièrent qu'une immunité à peu près nulle, ou du moins extrêmement faible, et leur sérum n'a, par suite, qu'une action préventive ou antitoxique insignifiante, sensiblement moindre dans tous les cas que celle du sérum des animaux imprégnés exclusivement d'antitoxine. C'est du reste là l'opinion qu'émet M. le professeur Arloing dans la thèse de notre camarade Antoine [38]. L'immunité que M. Babès communiquait à des animaux par l'association de toxine et antitoxine [39] n'était qu'une immunité passive résultant de l'introduction et de la diffusion de l'antitoxine dans les humeurs de l'économie.

Quant à donner une explication de l'infériorité du procédé d'immunisation par l'association de la toxine et de l'antitoxine, l'état actuel de la science ne le permet guère. Comme nous l'avons déjà dit dans un chapitre précédent, l'antitoxine doit neutraliser chimiquement la toxine qui ne suscite plus alors aucune des réactions biologiques qui aboutissent à l'immunisation de l'organisme ; l'antitoxine seule agit en diffusant dans les humeurs et en conférant une immunité limitée et purement passive.

Dans le cas d'injections à distance de la toxine et de

[38] Antoine, *loco citato*.

[39] Babes, *Acad. de méd.*, 1895, et *Roumanie médicale*, 1899.

l'antitoxine (âne noir D), la neutralisation chimique de la première par la seconde n'est pas immédiate; mais dans le cas de mélange préalable *in vitro*, cette neutralisation est immédiate, instantanée (âne marron E). C'est là l'explication qu'on peut supposer de l'infériorité des pouvoirs préventif et antitoxique du sérum de l'âne marron E en face du sérum du petit âne noir D.

CONCLUSIONS

I. L'immunisation expérimentale par la toxine diphtérique peut s'effectuer en dehors de toute élévation notable du nombre des leucocytes du sang et notamment du nombre relatif ou absolu des polynucléaires. L'ensemble des variations leucocytaires au cours de l'immunisation, obtenue en employant des doses de toxine suffisamment faibles et progressives, donnerait plutôt de l'hypoleucocytose.

L'hyperleucocytose totale ou simplement polynucléaire n'est pas nécessaire pour l'immunisation.

II. Une hyperleucocytose insolite se produisant au cours d'une immunisation indique qu'on s'est servi de doses de toxine trop fortes ; l'élévation thermique, ou toute autre réaction qui accompagne ce mouvement hyperleucocytaire trahit l'intoxication du sujet.

III. L'association de l'antitoxine à la toxine, bien que permettant l'usage de doses très élevées, ne produit pas chez les animaux une immunité plus grande ou plus rapide. On ne détermine qu'une faible immunisation, par ce procédé d'association, quand on fait des inoculations simultanées mais à distance ; cette immunisation est encore bien plus faible lorsque toxine et antitoxine sont injectées au même point, après un mélange préalable *in vitro*.

IV. Quand on cherche à réaliser l'immunisation par l'association de la toxine et de l'antitoxine, on peut observer des variations assez considérables de la leucocytose totale ou polynucléaire. Mais ces mouvements hyperleucocytaires sont simplement le fait, soit de l'injection de l'antitoxine, soit peut-être des fortes doses de toxine que reçoivent ces animaux ; en tout cas, malgré cette hyperleucocytose, l'immunité n'en demeure pas moins excessivement faible.

V. Dans la détermination de la leucocytose totale ou polynucléaire d'un sujet, étudiée simplement au point de vue quantitatif, la rapidité d'exécution et la facilité de technique font de la méthode humide la méthode clinique de choix.

BIBLIOGRAPHIE

ACHALME, Immunité dans les maladies infectieuses (Bibl. Charcot-Debove, 1894).

ANTOINE, thèse de Lyon, 1899.

BESREDKA, Annales de l'Institut Pasteur, mai 1898.

— Annales de l'Institut Pasteur, mars 1899.

BILLINGS, Medical Record, avril 1896.

BOUCHUT et DUBRISAY, Comptes rendus hebdomadaires de l'Académie des sciences, I, 85, 1877.

CANTACUZÈNE, Paris, 1894.

CHATENAY, thèse de Paris, 1894.

ENGEL, Hämatolog. Beitrag zur Pronostic der Diphterie (Allgem. med. Centralzeitung, 1896, n° 56).

EWRARD, MASSART et DEMOOR, Annales de l'Institut Pasteur, février 1893.

GABRITCHEWSKY, Annales de l'Institut Pasteur, octobre 1894.

JACKS, Centralblatt für klin. Med., 1892.

JOLLY, thèse de Paris, 1898.

— Archiv. de médecine expérimentale, 1896.

KIKODZE, thèse de Saint-Pétersbourg, 1900.

KLITIN, Archives des sciences biol. de Saint-Pétersbourg, 1899, I, 7, fasc. 4.

MASSARD et BORDET, Annales de l'Institut Pasteur, juillet 1891.

NICOLAS et P. COURMONT, Archives de médecine expérimentale, juillet 1897.

NICOLAS et P. COURMONT, Comptes rendus des séances de la Soc. de Biologie, 2 juillet, 1898.

— Archives de médecine expérimentale, juillet 1898.

REY, thèse de Paris, 1899.

RIEDER-BEITRAGE, Zur die Kentniss der Leucocytose, Leipzig-Vogel, 1892.

— Münch, medic. Wochenschrift, n° 511, 1892.

STIENON, Annales de la Société royale de Bruxelles, t. IV, fasc. 1 et 2, 1896.

TCHISTOWICH, Archives des sciences biologiques, n° 5, t. II, 1893.

VAILLARD et VINCENT, Annales de l'Institut Pasteur, janvier 1891.

VERIGO, Annales de l'Institut Pasteur, juillet 1891.

VINCENT, Annales de l'Institut Pasteur, décembre 1897.

TABLE

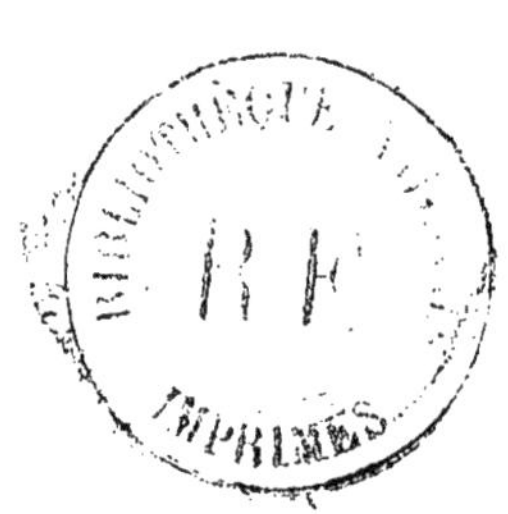

Lyon. — Imp. A. REY, 4, rue Gentil. — 25519.

www.ingramcontent.com/pod-product-compliance
Ingram Content Group UK Ltd.
Pitfield, Milton Keynes, MK11 3LW, UK
UKHW021017180726
13838UKWH00004B/1564

9 782329 111735